# NOUVEAU MÉMOIRE

SUR

## LA NATURE ET LE TRAITEMENT

# DE LA FOLIE.

Paris. — Imprimerie de Ad. R. Lainé et J. Havard, rue des Saints-Pères, 19.

# NOUVEAU MÉMOIRE

SUR

## LA NATURE ET LE TRAITEMENT

# DE LA FOLIE

PAR

LE Dr L. TURCK

Membre d'un grand nombre de sociétés savantes,
nationales et étrangères,
Médecin aux eaux de Plombières.



PARIS

CHEZ J.-B. BAILLIÈRE ET FILS

LIBRAIRES DE L'ACADÉMIE IMPÉRIALE DE MÉDECINE

RUE HAUTEFEUILLE, 19.

1862

# AVANT-PROPOS.

J'aurais pu facilement convertir ce mémoire en un épais volume et faire, à propos de l'aliénation mentale, tout un traité de philosophie. J'aurais parlé d'Aristote, de Platon, de Bacon, de Locke, d'Helvétius, de Condillac, de Cabanis, de Kant, de M. Cousin et de beaucoup d'autres penseurs tant anciens que modernes. J'aurais rapporté tout au long les opinions des médecins de l'antiquité et des temps actuels sur la folie et sur son traitement. Mais, si les médecins aliénistes en sont réduits aujourd'hui à déclarer qu'ils ne connaissent ni la nature, ni le siége réel de la folie, ni le traitement à lui opposer, à quoi m'auraient servi ces citations, ces recherches?

Au siècle dernier, on enchaînait encore les fous, on les frappait sans pitié, et l'on trouve dans l'antiquité, et presque de nos jours, d'éloquents défenseurs de cette infamie.

Les cachots, les chaînes, les coups et la faim faisaient alors partie du traitement médical de la folie, le constituaient même tout entier. Pinel a eu la gloire de briser ces chaînes, de proscrire ces cachots et ces coups : mais il a laissé debout la prison, car les hospices, les asiles, les maisons de santé où l'on enferme les fous, ne sont pas autre chose que de véritables, que d'affreuses prisons auxquelles, en France seulement, quarante mille de nos semblables sont condamnés à vie.

Je proteste contre ce grave et déplorable abus. Le médecin qui arriverait à démontrer combien cette institution est encore empreinte de barbarie, combien elle s'oppose à la guérison des malheureux aliénés, ce médecin acquerrait, par cela seul, une gloire égale à celle de l'illustre auteur du traité médico-philosophique de l'aliénation mentale.

Je sais bien qu'aujourd'hui, à l'imitation de ce qui se fait en Belgique, et en présence de l'encombrement des hospices, des asiles comme on les nomme, on conseille, pour diminuer cet encombrement, de mettre une partie des fous en pension chez les habitants des campagnes, dont on fait des bergers à la Florian, des hommes au caractère doux, aux formes polies, à la patience éprouvée. Laissez donc les fous chez eux, habituez les médecins ordinaires à les soigner comme d'autres malades : ils pourront en guérir cinq sur six, neuf sur dix peut-être ; ils les guériront rapidement, à peu de frais et en épargnant aux familles la douleur d'avoir un ou plusieurs membres condamnés au supplice affreux de vivre et de mourir dans un hôpital d'aliénés.

Je ne parle pas, dans ce mémoire, ou je parle à peine des hystériques, des épileptiques, des cataleptiques; mais ceux de mes confrères qui voudront bien le lire comprendront facilement les nombreuses analogies qui existent entre la folie et ces autres graves affections.

Arrivant chez les fous à modifier heureusement la puissance nerveuse qui se produit alors et se dépense avec surabondance, ils ne tarderont pas à connaître les moyens à employer dans l'hystérie, l'épilepsie, la catalepsie, pour empêcher l'accumulation morbide du fluide nerveux dans un point quelconque de l'économie, et sa décharge plus ou moins lente, plus ou moins instantanée sur le cerveau; sachant que ce sont surtout les sécréteurs qui sont chargés de produire ce fluide, ils étudieront avec soin les troubles que, dans ces maladies, les sécrétions auront éprouvés, ils chercheront avant tout à ramener ces dernières au type normal.

Plusieurs de mes lecteurs me reprocheront sans doute d'avoir sur la nature du fluide nerveux des opinions trop arrêtées; mais, sans partager ces dernières, ils peuvent toujours essayer ma méthode de traitement: qu'ils le fassent, et ils verront qu'au lieu des tristes résultats que l'on obtient généralement aujourd'hui, ils guériront presque tous leurs malades. Alors sans doute on prouvera que cette méthode ne m'appartient pas, et que les anciens connaissaient et appliquaient le traitement que je recommande. Pour le faire mieux accueillir, je fournirais volontiers des armes contre moi, et, sans remonter bien haut, je demanderais au médecin de Lausanne, à l'illustre Tissot, ce qu'il pense de l'emploi des bains tièdes dans le traitement des graves maladies nerveuses; il me répondrait en ces termes : « La sécrétion à laquelle il faut toujours faire le plus d'attention, c'est la transpiration. Dans les maladies nerveuses, la transpiration est souvent très-irrégulière, la peau est presque toujours dans un état spasmodique, et il faut y remédier. Le remède le plus sûr pour cela, c'est le bain tiède pris tous les jours à jeun et plus ou moins long... Il est difficile de croire, sans l'avoir éprouvé, le bon effet de ce remède, recommandé dans tous les temps, mais toujours ou trop peu ordonné, ou ordonné pour trop peu de temps... C'est par centaines qu'on doit le prescrire dans les cas graves, et quelquefois sans terme limité. » Un des contemporains de Tissot, Pomme, a donné de nombreux faits prouvant l'excellence du bain tiède prolongé. Ce bain était en grand honneur au moyen âge ; je n'indique donc pas un moyen nouveau, seulement je crois que, profitant des travaux de nos prédécesseurs et de ceux de nos contemporains, j'ai mieux apprécié la nature de la folie qu'on ne l'avait fait jusqu'à moi, et mieux indiqué le traitement qu'elle nécessite. Ma théorie de la folie est aussi bien plus rassurante pour les personnes qui ont été folles et pour les parents des fous que les théories le plus en honneur aujourd'hui, qui tendent toutes à présenter le cerveau comme le siége de cette maladie, et à établir que ce noble organe a perdu, chez les aliénés, la plus grande partie de sa valeur, tandis que le cerveau d'un homme qui est fou, ou qui l'a été, peut ne le céder en rien au cerveau de l'homme le mieux portant, dont il ne diffère habituellement, alors, que parce qu'il reçoit d'ailleurs une quantité trop considérable de fluide nerveux.

# NOUVEAU MÉMOIRE

SUR

# LA NATURE ET LE TRAITEMENT

# DE LA FOLIE.

On ne sait pas encore ce que c'est que la folie ; sa nature a échappé à toutes les recherches, et les classifications que nous en avons faites n'ont aucun fondement solide. Tout est à trouver dans cette branche si importante de la médecine. Les nombreux travaux des savants qui s'en sont occupés, depuis les temps les plus anciens jusqu'à nos jours, et les découvertes que l'on a faites sur les fonctions du cerveau et du système nerveux, depuis Gall surtout, ne nous ont rien appris sur cette maladie si fréquente et si grave. « Nous savons expliquer des symptômes, mais non la folie, » disait naguère mon savant et vieil ami M. le docteur Buchez, à la Société médico-psychologique. M. le docteur Fournet disait aussi, à la même Société, qu'il faudrait, avant tout, définir ce que c'est que l'aliénation mentale ; qu'il avait inutilement cherché cette définition, qu'il ne l'avait trouvée nulle part, qu'il l'attendait, qu'il la demandait avec instance. Nous ne savons pas mieux traiter la folie que nous ne savons l'expliquer ;

aussi les aliénistes de notre époque admettent-ils qu'on ne guérit que le tiers des fous, et le tiers pris, presque exclusivement, dans ceux dont la folie est récente et date de quelques jours ou de quelques semaines seulement. Si l'on ôtait, de ce tiers, tous les malades que la nature, abandonnée à elle-même, aurait pu rétablir, que resterait-il à attribuer à la puissance de la médecine?

Les anciens, tout en faisant jouer à la bile et à l'atrabile un rôle considérable dans le développement de la folie, en plaçaient cependant, comme les modernes, le siége dans le cerveau. C'est là, selon moi, la principale cause de l'inutilité des recherches que l'on a faites sur la nature de la folie et sur le meilleur traitement à lui opposer. Avant de localiser ainsi la folie dans le cerveau, il fallait se demander, d'abord, à quelles sources cet organe va puiser les forces qui l'animent et dont il fait, la plupart du temps, chez les fous, une si grande et souvent si terrible dépense. On ne s'est pas donné cette peine; on s'est borné à prendre le lieu où la force nerveuse est la plus apparente, pour le foyer qui la produit. Mais si, par hasard, au lieu de régir en maîtres absolus le reste de l'économie, les centres nerveux étaient obligés de lui emprunter la force dont ils disposent, évidemment, lorsque cette force serait augmentée ou diminuée, ou modifiée enfin, de manière à constituer un état morbide, au lieu d'agir directement sur le cerveau ou sur la moelle épinière, ce serait aux sources mêmes du fluide nerveux qu'il faudrait remonter. On le voit, la question que je pose est de la plus haute importance, puisque tout le traitement des affections nerveuses doit dépendre de sa solution. Examinons-la donc avec toute l'attention qu'elle mérite.

Si le cerveau et la moelle épinière produisent le fluide nerveux, chaque fois qu'un trouble grave a lieu dans les manifestations de ce fluide, et surtout dans celles qui sont relatives à l'intelligence, à la raison, c'est sur le cerveau, sur la moelle épinière qu'il faut agir; mais possédons-nous des preuves qu'il en soit ainsi? Nous n'en possédons aucune, et cela est tellement vrai que, dans un ouvrage récent de M. Flourens, je trouve le passage suivant : «Ce qui est occulte dans les facultés ou forces expérimentales, ce n'est pas la faculté même, ce n'est pas la force, laquelle est, au contraire, très manifeste, c'est la cause ou l'essence de la force, chose, en effet, qui nous échappe et d'une manière absolue. » Eh bien ! c'est cependant la cause de cette force qu'il faut connaître, ses origines, ses sources, si l'on veut déchirer le voile épais qui nous cache encore la nature des graves maladies nerveuses et les meilleurs traitements à leur opposer. Les physiologistes, séduits par le charme qui s'attache à l'étude du mécanisme des centres nerveux, ont trop négligé l'étude de la force nerveuse, sans la connaissance de laquelle, cependant, leurs découvertes ne sont que d'imparfaites ébauches de la science de la vie. Ainsi, M. Flourens croit que la vie tout entière dépend d'un principe, premier moteur, logé dans un point de la moelle allongée qui n'a pas plus d'une ligne d'étendue, point qu'il nomme nœud vital. Le nœud vital, vaguement indiqué par Galien, puis beaucoup plus tard par Loöwer et Bichat, avait été surtout bien étudié par Legallois, qui avait constaté que sa destruction amenait immédiatement la suspension de la respiration et la mort de certains animaux; mais le même savant faisait vivre, à l'aide de la respiration artificielle, des lapins décapités; bien plus, il a fait vivre ainsi un tronçon, une poitrine de lapin. Au surplus, l'histoire nous rapporte ce fait, cité par Legallois lui-même, d'autruches décapitées dans le cirque, à coups de flèches, par l'empereur Commode, qui continuaient leur course jusqu'au bout de la carrière, et cela sans cerveau, sans cervelet, sans moelle allongée, et par conséquent sans nœud vital. Toutes nos ménagères savent que les oies et les canards décapités peuvent marcher et voler encore : ce nœud vital n'a donc pas, à beaucoup près, l'importance que lui assignait Legallois, et surtout celle que lui assigne M. Flourens; il n'est probablement qu'un organe analogue au ganglion des nerfs sensitifs, que la fermeture d'un circuit électrique ou nerveux, alimenté par l'acte de la respiration; dans tous les cas, Legallois a prouvé qu'après l'enlèvement de cet organe, l'animal, reptile ou mammifère, peut vivre encore pendant un temps assez long, ce qui n'aurait pas lieu si cet organe était véritablement le siége de la puissance vitale, le siége de la vie. Mais la vie ne peut pas avoir un siége spécial : elle est répandue partout dans l'économie, et vous la retrouvez encore dans cette patte de grenouille, aussi longtemps que ses muscles se contractent sous l'influence d'irritants divers, quoique détachée, depuis la veille, du corps auquel elle appartenait. L'irritabilité est une manifestation de la vie, et la vie est une ; rien n'autorise à la scinder « en forces qui gouvernent la matière, en forces qui maintiennent la forme, et en forces qui mettent l'être vivant en rapport avec le monde extérieur et l'homme avec Dieu. » (Flourens.) Ces distinctions ne sont point physiologiques ; elles ne diffèrent guère des archées de Van Helmont que par les noms qu'on leur donne, et elles ont le tort grave de détourner les esprits sérieux du véritable but à atteindre, de la connaissance du fluide nerveux et des sources qui le produisent.

Je sais que notre grand physiologiste, M. Claude Bernard, croit pouvoir établir que la puissance nerveuse est créée dans les centres nerveux et principalement dans la moelle épinière. Parmi les preuves qu'il apporte à l'appui de cette opinion, les principales sont les expériences de Stilling, Van Deen, Brown Sequard et de mon savant homonyme L. Turck de Vienne, qui prouvent qu'en séparant du cerveau, par une section, soit une moitié seulement de la moelle épinière, soit sa totalité, les parties du corps, situées au-dessous de la section, conservent leur sensibilité et la conservent visiblement accrue. M. Claude Bernard attribue ce curieux résultat à ce que le fluide nerveux produit dans la moelle épinière s'y conserve, dans ce cas, en plus grande quantité que dans l'état normal, parce qu'il ne peut plus s'écouler dans le cerveau. Mais, si ces expériences prouvent que le fluide nerveux s'accumule alors en plus grande quantité dans la moelle épinière, elles ne prouvent pas du tout que ce fluide y soit produit : il faudrait pouvoir isoler la moelle épinière des nerfs qui lui arrivent de partout et même des vaisseaux qui l'abreuvent, la décharger complétement de son fluide nerveux, et si, après cela, ce fluide s'y montrait encore, alors, mais seulement alors, on devrait croire que les centres nerveux sont bien les producteurs du fluide qui les anime: mais les expérimentateurs ne sont pas allés jusque-là; il s'en faut bien, et nous connaissons encore si peu les fonctions des centres nerveux que M. Claude Bernard lui-même, à quelques pages de celles où il parle des expériences relatives à la section de la moelle épinière par L. Turck et d'autres, étudiant la composition du ganglion de la racine sensitive et les cellules bipolaires, multipolaires et apolaires qui le composent, ajoute qu'il serait très-important d'être fixé sur le rôle physiologique de ces cellules, et que peut-être l'on pourrait conclure des ganglions à la substance grise médullaire; donc le rôle physiologique de la substance grise de la moelle épinière est encore inconnu.

M. Michéa (*Traité de l'hypocondrie*, Paris, 1845, ouvrage couronné par l'Académie royale de médecine) reconnaît que, « dans l'état actuel de la science, l'anatomie pathologique ne peut offrir aucune base positive à la définition de l'hypocondrie.... Enfin, comme dans toutes les affections de la classe des névroses du cerveau, les altérations anatomiques que l'on rencontre dans cet organe doivent être regardées comme des résultats et non comme des causes prochaines, puisque ces altérations, d'une part, ne sont pas constantes, et que, de l'autre, elles n'ont rien de spécial, puisqu'elles peuvent exister dans telle affection aussi bien que dans telle ou telle autre d'une nature tout opposée..... en conséquence, nous devons nous borner à l'analyse des effets morbides, en tirer tout le profit possible, sans plus nous inquiéter de leur essence, qui nous est aussi incompréhensible que celle de la lumière, de l'électricité et des autres impondérables. »

Évidemment, la science n'est pas assez avancée aujourd'hui pour arriver à connaître la nature de la lumière, de la chaleur, de l'électricité; mais est-ce à dire pour cela que les physiciens, en présence des difficultés nombreuses qui entourent l'étude de ces impondérables, auraient dû et devraient encore se borner, par exemple, à analyser les effets de la foudre, du feu, de la lumière, sans rechercher les lois qui régissent leurs manifestations? Certainement non, et M. Michéa serait le premier à le reconnaître; cependant, et en cela il a trop d'imitateurs, il fait ce qu'il ne saurait trop censurer chez les autres : il ne veut pas approfondir son sujet, et, ne trouvant dans les centres nerveux aucune altération capable d'expliquer la folie, il renonce à toute recherche ultérieure et à toute explication. Il ne se demande pas où les hypocondriaques, par exemple, peuvent puiser cette force d'attention si considérable qui les fait penser continuellement, avec désespoir, à leurs maux imaginaires ou réels. Pour lui, le fluide nerveux n'est qu'une hypothèse qu'il ne daigne pas même énoncer. Ne nous étonnons pas si l'on n'a jusqu'ici rien obtenu d'études aussi peu approfondies.

Un fait de pathologie humaine dont j'ai rendu témoins plusieurs de mes confrères, à Plombières, et entre autres MM. les docteurs Grillot, M. le docteur Garnier, inspecteur de nos eaux, et le bien regrettable docteur Mougeot père, fait que l'on pourra retrouver souvent chez les paraplégiques, au début surtout de leur maladie, est venu me fournir de très-précieux renseignements, qui donnent aux expériences de MM. Brown Sequard et L. Turck une tout autre signification que celle qu'y rattachent leurs auteurs et M. Claude Bernard lui-même. Voici ce fait :

Depuis plus d'un an déjà, M. X...., âgé d'environ trente ans, marié et père d'une nombreuse famille, épuisé par des excès vénériens, vint me consulter pour le guérir d'une paraplégie incomplète qui l'obligeait, en marchant, à se tenir un bâton fortement appuyé sur le bas du dos ; encore ne pouvait-il s'avancer qu'en chancelant et en faisant souvent des pas de côté et en arrière. Il éprouvait en outre une douleur constante dans la hanche et dans la partie externe de la cuisse, du côté gauche. En comprimant avec mon doigt l'une ou l'autre des carotides, et en comprimant, par conséquent, ainsi le nerf vague et le trisplanchnique, je faisais cesser, aussi longtemps que durait cette compression, l'incertitude de la marche et les douleurs du côté gauche ; le malade marchait alors aussi bien que l'homme le mieux portant. J'ai trouvé deux autres paraplégiques sur lesquels la compression carotidienne agissait de la même manière. Que faisais-je à l'aide de cette compression ? J'arrêtais le fluide nerveux que le ventre et la poitrine envoyaient au cerveau, et qui refluait alors vers la moelle épinière, à laquelle il rendait momentanément sa force première.

N'est-ce pas là un résultat analogue à celui qu'obtinrent les expérimentateurs que j'ai cités? Certainement oui; seulement, mon expérience prouve que le trisplanchnique conduit beaucoup de fluide nerveux, soit au cerveau, soit à la moelle épinière. Où va-t-il le puiser ? Évidemment dans tous les tissus qu'il pénètre, et ce fluide nerveux n'est que du fluide électrique. Entre mille preuves, une curieuse expérience de M. Claude Bernard nous aidera à le démontrer.

Le célèbre professeur coupe le trisplanchnique au cou. L'oreille et la joue du côté de l'incision s'échauffent beaucoup, et si, à la place de la section du filet d'union du sympa- hique au cou, on extirpe le ganglion cervical supérieur, au lieu de durer quelques jours, cette augmentation de chaleur dure probablement aussi longtemps que l'animal opéré, dont la santé, du reste, n'a souffert aucune atteinte. La cause de cette augmentation de température, qui est souvent de cinq ou six degrés centigrades, n'est autre que l'interruption du courant nerveux qui laisse le fluide nerveux en excès là où le courant est interrompu ; et ce fluide, par suite de la disposition des appareils, se transforme en chaleur : preuve nouvelle de son identité avec le fluide de l'électricité, le trisplanchnique devant former dans chaque ganglion une paire complète, ce qui le rapproche, en cela, des nerfs et des racines postérieures de la moelle épinière. C'est encore à une interruption, ou plutôt à un ralentissement dans les courants nerveux, que l'on doit attribuer la calorification qui accompagne le plus souvent les accidents inflammatoires : en effet, l'afflux du sang, dans les capillaires, en ralentissant beaucoup la circulation qui s'y effectue, les dilate, produit nécessairement, dans leurs inextricables réseaux, la compression d'une foule de filets sympathiques, et cette compression agit comme le fait la section ou la ligature du sympathique au cou : elle ralentit la marche des courants nerveux, qui, là aussi, se transforment en chaleur. Le fluide nerveux n'est donc et ne peut être que du fluide électrique produit par toutes les transformations matérielles, toutes les actions chimiques de la vie. Au reste, chaque jour des expériences nouvelles viennent démontrer davantage la justesse de vue de Galvani sur l'électricité animale. Ainsi, après avoir nié de la manière la plus positive l'identité des fluides nerveux et électriques, on trouve des courants musculaires; on trouve que la peau est électro-négative à la surface externe et électro-positive à la surface interne (il y a plus de trente ans que mon frère l'a découvert et publié). On a obtenu des étincelles de la décharge des poissons électriques; tout cela, et une foule d'autres faits, démontre bien la véritable nature du fluide nerveux. Mais, dit-on, le nerf contus ne conduit plus le fluide nerveux, tandis qu'il pourrait encore conduire l'électricité, ce qui prouve que les deux fluides ne sont pas identiques. Quand vous avez désorganisé le nerf, mis en communication par ce fait seul, bien souvent, les trois ordres de nerfs et leurs névrilemmes, qui sont naturellement en opposition électrique, est-il étonnant que le fluide nerveux disparaisse? Le contraire devrait vous surprendre. Mais, quand on fait la ligature d'un nerf, on arrête l'influx nerveux, et on n'arrête pas un courant électrique. Il y a trente ans que mon frère a montré que, si on employait une ligature enduite d'une matière grasse, l'électricité ne passait pas plus que l'influx nerveux, parce que la ligature ne pouvait plus alors se mouiller aux dépens de l'humidité du nerf. Mais l'électricité marche aussi vite que la lumière, et le fluide nerveux ne parcourt que 20 mètres par seconde : donc encore ce sont deux fluides différents. Est-ce qu'il n'y a pas de bons, de médiocres et de mauvais conducteurs? Est-ce que l'électricité marche dans tous avec la même vitesse? Est-ce que l'électricité ne se change pas d'autant plus facilement en chaleur, qu'elle parcourt des fils métalliques moins bons conducteurs? Est-ce que l'on connaît d'ailleurs, dans la nature, des corps organisés aussi bons conducteurs qu'un fil métallique? Est-ce que, chez les poissons électriques, la décharge est lancée avec la rapidité du tonnerre? Mais nous ne sommes pas des gymnotes électriques, nous n'avons pas leur puissant condensateur, et cependant il arrive trop souvent qu'il se forme, en nous-mêmes, des appareils analogues, quant à la fonction, à ceux des poissons électriques : seulement, au lieu de foudroyer nos ennemis, c'est nous qui, dans ces circonstances malheureuses, nous foudroyons nous-mêmes : on devine sans doute que je veux parler de l'épilepsie. Est-ce que l'épilepsie à *aura*, quand elle est produite par un névrôme, un calcul, un corps étranger dans l'oreille, une exostose, n'est pas analogue à la bouteille de Leyde, lentement chargée par une pile, tantôt loin, tantôt près du cerveau? Est-ce que l'épilepsie sans *aura*, l'épilepsie qui terrasse le malade sans le prévenir, et le prive à l'instant même de toute connaissance en le laissant en proie aux plus hideuses convulsions, n'est pas encore une décharge électrique, un orage qui éclate sans doute alors entre les membranes du cerveau? Elle n'est pas, elle ne peut pas être autre chose.

Si le fluide nerveux va, par un courant, du muscle à la moelle épinière et de là au cerveau, de toutes les parties du corps, il y a des communications analogues par lesquelles ce fluide alimente les centres nerveux et leur fournit la force nécessaire à l'entretien de la vie. Rappelons ici que c'est dans la peau qu'arrive la plus grande partie des nerfs de la sensibilité, qu'ils sont séparés de la moelle épinière par un ganglion et par un prolongement nerveux, et enfin que, si on coupe ce prolongement entre la moelle épinière et le ganglion, le nerf, dans sa partie périphérique, n'en souffre pas, tandis que la partie qui touche à la moelle épinière se flétrit. Cela indique que le nerf du ganglion à la périphérie forme un circuit complet, tout à fait indépendant du nerf de la racine antérieure qui, lui, quand on le coupe, suit une marche inverse à celle du nerf de la sensibilité : sa portion centrale continuant à vivre, tandis que sa portion périphérique s'atrophie. Les nerfs de la sensibilité n'agissent très-probablement que par leur influence sur les nerfs du mouvement, et ils chargent les centres nerveux dans les ganglions, comme, à l'aide d'une pile, on peut charger une bouteille de Leyde. Les nerfs de la sensibilité et les nerfs du mouvement forment chacun des paires séparées.

Mais, si la surface externe de la peau est électro-négative et sa surface interne électro-positive, ainsi que M. Claude Bernard lui-même l'a reconnu, les autres membranes présentent des oppositions électriques analogues, et les nerfs de la sensibilité qui peuvent les parcourir communiquent tous avec les centres nerveux; ces deux électricités, produites sans cesse par les actions chimiques de la vie, exercent continuellement sur elle une puissante influence. Nous verrons bientôt quel parti on peut tirer de ces données premières pour le traitement de la folie.

Si cette exposition n'a pas suffi pour prouver que le fluide nerveux se produit ailleurs et autrement qu'on ne le pense généralement, qu'au lieu d'être sécrété dans l'appareil encéphalo-rachidien, il l'est partout dans l'économie et surtout dans les sécréteurs et les membranes, j'ai d'autres preuves à apporter qui ne laisseront plus aucun doute, je l'espère, et établiront, de la manière la plus complète, la nécessité, dans le traitement de la folie et des autres graves maladies nerveuses, de tenir beaucoup moins de compte des centres nerveux que des sources où ils vont puiser le fluide qui les anime et dont ils sont surtout chargés de régler l'emploi.

Ce que nous connaissons de plus positif sur la vie prouve, en effet, de la manière la plus complète, que le fluide nerveux est produit par l'économie entière, et non pas exclusivement par les centres nerveux, et que ce sont les organes où les sécrétions sont le plus actives et le plus puissantes qui produisent ce fluide en plus grande quantité. Rappelons d'abord qu'au bas de l'échelle animale, il y a des êtres organisés qui vivent sans nerfs et sans vaisseaux, et qui cependant se meuvent, recherchent et saisissent leur proie. Évidemment, tous ces actes nécessitent l'intervention du fluide nerveux. Il faut bien admettre qu'il est produit ici en dehors du système nerveux, puisque ce système n'existe pas encore. L'œuf des vertébrés, celui de l'homme compris, commence par être une simple cellule ; il présente dans ses premiers développements la membrane vitelline, puis la membrane de la vésicule germinative; ensuite apparaît, par la segmentation du jaune, une nouvelle membrane, le blastoderme, sous l'abri et avec le concours de laquelle, dit Muller, se produisent les premiers linéaments de l'embryon. Cette nouvelle membrane, en se dédoublant bientôt, fournira, par sa partie externe ou séreuse, les téguments externes et tous les organes de la vie de relation du nouvel être; le feuillet interne ou muqueux deviendra le tube intestinal et la vésicule ombilicale. Mais ces membranes, sans vaisseaux, sans nerfs, produisent déjà du fluide nerveux sans lequel elles ne pourraient pas manifester leur existence, sans lequel, surtout, elles ne pourraient pas présider au développement du reste de l'organisation. Eh bien, ces membranes, qui non-seulement précèdent le développement du système nerveux du nouvel être, mais le forment et coexistent avec lui, jusqu'à la mort, sont entièrement oubliées par les aliénistes, comme si elles ne conservaient pas toujours leur suprématie dans la vie, suprématie qu'une masse énorme de faits pathologiques vient affirmer. Que la peau soit enflammée à la suite d'une insolation, d'une brûlure, d'un érysipèle, d'une fièvre éruptive, ou par toute autre cause, il n'en faut pas davantage pour produire le délire; or le délire, indépendamment du trouble de l'intelligence, est caractérisé souvent par une très-grande augmentation des forces physiques et par une excitation morale excessive : évidemment, il se fait alors, chez le malade, une énorme consommation de fluide nerveux. Où se produit-il ? Dans les centres nerveux peut-être? mais non, et tellement qu'il suffit, la plupart du temps, pour faire cesser immédiatement ce délire, de couvrir la peau enflammée de topiques réfrigérants. On le voit reparaître dès qu'on laisse la peau se réchauffer, preuve manifeste que c'est dans cette membrane qu'il a son origine, sa source, et que c'est elle qui produit alors la surabondance du fluide nerveux à laquelle sont dus les accidents cérébraux. L'inflammation des séreuses articulaires, abdominale, thoracique, encéphalo-rachidienne, celle de toutes les muqueuses, peuvent également produire le délire, et toujours par une action analogue à celle que nous venons d'exposer. Tous les médecins savent que l'application de la sonde dans les rétrécissements de l'urètre ou dans le catarrhe chronique de cette membrane suffit, chez certains hommes, pour les rendre paraplégiques, sans que cette application leur ait causé aucune douleur, aucune irritation; cela tient peut-être à ce que, dans ces cas exceptionnels, la compression de la muqueuse uréthrale produit un affaiblissement durable de la membrane, affaiblissement qui peut s'étendre à la muqueuse de tout l'appareil génito-urinaire, et qui l'empêche d'envoyer au bas de la moelle épinière la même quantité de fluide nerveux. J'ai guéri en trois semaines un paraplégique en le constipant, et j'ai guéri, en deux jours, une jeune fille paraplégique aussi, mais depuis quinze jours seulement, en la débarrassant d'ascarides vermiculaires qui abondaient dans le bas de l'intestin. Aujourd'hui que les cautérisations du pharynx sont fréquemment employées, on voit quelquefois des paralysies des membres en être la suite. Tous ces faits sont bien de nature à prouver cette subordination des centres nerveux au reste de l'organisation, subordination sur laquelle repose le traitement de la folie que j'exposerai plus loin.

Mais, me dira-t-on peut-être, le délire et les paraplégies dont vous parlez sont des accidents sympathiques qui n'excluent pas du tout la prédominance des organes encéphalo-rachidiens. Certes, je suis le premier à convenir que ce sont des accidents sympathiques; mais qu'est ce qu'une sympathie morbide exercée sur le cerveau pour qui ne se paye pas de mots? Comment l'expliquer, par exemple, quand cette sympathie morbide a lieu entre la peau et le cerveau, qui n'ont que des communications nerveuses? Comment la peau, devenue le siége d'une inflammation plus ou moins étendue, peut-elle, non-seulement apprendre sa maladie au cerveau, mais souvent la lui faire partager? Évidemment, ce n'est qu'en envoyant au cerveau du fluide nerveux en quantité plus considérable que dans l'état normal, de sorte que ce fluide, d'autant plus abondant que la peau est plus irritée, peut surexciter le cerveau au point de l'enflammer. Nous ne nous en étonnerons pas, si nous nous souvenons que la section du trisplanchnique, en arrêtant la marche du fluide nerveux dans la joue et l'oreille, le convertit là en chaleur, et que la chaleur qui accompagne ordinairement l'inflammation est encore un effet du fluide nerveux ralenti dans sa course. Au reste, l'énorme différence qui existe entre les peuples du Midi et les peuples du Nord ne tient pas à une autre cause. Chez les uns, la peau, surexcitée par un soleil ardent, fournit abondamment du fluide nerveux au cerveau; tandis que, chez les autres, la peau pâle et froide en fournit beaucoup moins. Ainsi l'action de la peau enflammée, sur le cerveau, par l'intermédiaire du fluide nerveux que la peau produit, n'est alors que l'exagération de l'état physiologique, le cerveau ne pouvant jamais entrer en communication avec le reste de l'organisation qu'à l'aide du fluide nerveux qu'il en reçoit et qu'il lui renvoie tour à tour. Il faudrait, sans cela, admettre des communications immatérielles, en appeler à l'impossible, à l'absurde. Je vais rapporter un fait de délire survenu par l'action sympathique de la peau enflammée sur le cerveau.

Un jeune homme fatigué de débauches, en proie aux plus

tristes préoccupations, tomba en été dans un étang d'eau très-froide ; il eut le même jour un rhumatisme articulaire étendu à tous les membres, avec une fièvre des plus violentes et des sueurs excessives. Il fut bientôt couvert d'une miliaire confluente et pris d'un si violent délire que, ne comprenant plus aucune des questions qu'on lui adressait, il ne pouvait plus prononcer que des mots sans suite. Son pouls battait 120 fois par minute. Les saignées, les vomitifs, les purgatifs, auraient amené une mort prompte, de même que les sédatifs et les altérants. Je prescrivis un bain tiède prolongé, comme seule et dernière ressource; mais j'eus soin qu'au début ce bain eût 30 degrés Réaumur ou 37 1/2 centigrades, de peur de produire, s'il eût été plus froid, une rétrocession brusque de l'éruption et du rhumatisme, et de tuer ainsi le malade. Je laissai descendre lentement ce bain à 28 degrés Réaumur (35 centigrades), et je le fis soigneusement maintenir à cette température pendant toute sa durée. Après quatre heures de ce bain, le pouls avait déjà diminué de vingt pulsations par minute, et le malade commençait à prononcer des phrases entières, mais toujours frappées au coin du plus complet délire. Malgré ce mieux évident, l'état était encore si grave qu'un de mes plus habiles confrères, croyant ce malade perdu, me conseilla de le faire sortir du bain, de peur qu'il n'y mourût dans la journée. Je connaissais trop bien la puissance du moyen que j'employais pour suivre ce conseil : le bain fut prolongé pendant 24 heures et le malade en sortit en pleine convalescence. Si je lui avais prescrit un bain d'une heure, ou même seulement de quatre heures, cet homme était perdu. Il l'était encore si j'avais prescrit le bain frais, qualifié de bain tiède par M. le docteur Broca (24 à 30 degrés centigrades, 19 à 24 degrés Réaumur). Sous son influence, en effet, il y aurait eu rétrocession brusque de l'inflammation de la peau et des articulations sur le cerveau, et mort très-prompte. Si j'avais abandonné ce malade à la nature, il aurait succombé en quelques heures : le bain tiède seul peut-être, hardiment prolongé, pouvait le guérir.

Ce fait ne montre-t-il pas, avec la dernière évidence, l'action puissante de la peau sur le cerveau ? Ne montre-t-il pas une des principales sources du fluide nerveux momentanément accrue au point de compromettre gravement la vie? On me dira que ce fait prouve bien le puissant effet du bain prolongé, mais que ce bain agit davantage sur les nerfs irrités que sur la peau malade, et que mon argument n'est pas fondé. Voyons ce qui se passe très-habituellement chez les fous. On sait que leurs forces musculaires sont souvent prodigieusement accrues, qu'elles ne le cèdent en rien à l'exaltation de leur esprit troublé. Boerhaave caractérise ainsi cet état : « Ut plurimum immensum robur musculorum, pervigilium incredibile, tolerantia inediæ et algoris, imaginationes horrendæ. » Sprengel dit en parlant des fous : « Simul incredibilis est musculorum vis. » Voici, sur le même sujet, les paroles de mon illustre maître Broussais : « On ne saurait s'expliquer comment la vie peut résister à une dépense d'innervation cérébrale et musculaire comme celle qui se fait parfois durant trois ou quatre mois de suite, quelquefois même pendant plus d'un an, chez ces malheureux. » Il ne comprend pas mieux la résistance au froid de beaucoup de ces malades : « Cela suppose, dit-il, une réparation de forces nerveuses dont la source n'est pas appréciable. » Eh bien, pour les aliénistes qui, avec Gall, Broussais, M. Flourens et beaucoup d'autres savants, placent le siége de la folie dans le cerveau, c'est dans le cerveau aussi, et dans la moelle épinière, qu'il faut chercher la source de la prodigieuse innervation des fous.

On sait que la ligature de l'aorte amène immédiatement la mort du système nerveux chez les mammifères. Cela prouverait la nécessité absolue du sang pour la production du fluide nerveux dans cet appareil. Sans examiner jusqu'à quel point la moelle épinière et le cerveau sont capables de décomposer les sels du sang pour produire le fluide nerveux, je suis bien en droit de demander si, chez les fous, on voit le sang se porter en quantité beaucoup plus considérable à la moelle épinière et au cerveau. Mais non, le pouls des fous est habituellement calme, et leur sang même contient souvent moins de globules que celui des hommes en bonne santé : bien mieux, l'expérience prouve que, quand le sang se porte en trop grande quantité dans les centres nerveux, au lieu de produire l'agitation, l'exaltation, il amène au contraire l'engourdissement, la torpeur.

L'expérience prouve aussi que l'anémie et la chlorose sont fréquemment la source de graves accidents nerveux. Ainsi, de quelque côté que l'on envisage l'hypothèse que je combats, on voit toujours qu'elle est en opposition complète avec les faits. Ses partisans, pour ne pas s'avouer vaincus, devront soutenir que le cerveau et la moelle épinière ont la propriété de produire le fluide nerveux sans rien emprunter au sang qui les vivifie, ni à leur propre substance : ils devront soutenir que, contrairement à l'adage *ex nihilo nihil*, le cerveau produit le fluide nerveux comme le cerveau de Jupiter enfanta Minerve.

Je crois avoir démontré, dans la première partie de ce travail, que la folie est une maladie encore entièrement inconnue au double point de vue de la théorie et de la pratique ; qu'avant de placer son siége dans le cerveau, comme le font les aliénistes modernes, il fallait mieux connaître les fonctions de cet organe, savoir si le cerveau et la moelle épinière produisent le fluide nerveux, ou s'ils l'empruntent seulement au reste de l'économie et principalement aux sécréteurs, aux membranes surtout. J'ai démontré aussi que rien ne prouve que les centres nerveux produisent le fluide qui les anime, et que l'on a mal interprété les expériences que l'on cite à l'appui de cette opinion. J'oppose du reste à ces expériences des faits très-curieux de physiologie pathologique, à l'aide desquels on peut constater que les nerfs se rendant des cavités abdominale et thoracique au cerveau, sont chargés d'y conduire du fluide nerveux produit dans ces cavités, et que l'on peut facilement arrêter dans sa marche, au profit de la moelle épinière. Je montre ensuite que le fluide nerveux n'est et ne peut pas être autre chose que du fluide électrique, se produisant, partout dans l'économie, sous l'influence de toutes les actions chimiques de la vie. Je rappelle que les membranes, dans l'œuf, précèdent le système nerveux et le forment, qu'elles l'accompagnent pendant toute la durée de l'existence. Je démontre enfin que les faits les plus nombreux, physiologiques et pathologiques, établissent que ces membranes conservent toujours sur le cerveau et sur la moelle épinière leur suprématie première, et que ce sont elles qui sont les sources principales du fluide nerveux. C'est sur ces données que je m'appuierai pour exposer une théorie nouvelle de la folie, et un traitement nouveau, que mon expérience, basée sur plus de cent cinquante observations, m'autorise à croire bien supérieur aux anciens, et me permet d'espérer qu'avant peu la triste population de nos asiles sera diminuée des trois quarts, et réduite seulement aux idiots et aux déments. Encore, parmi ces derniers, en est-il un certain nombre que l'on pourra guérir. Je dois ajouter, en terminant ce résumé, que, comme c'est la folie qui produit presque toujours la démence, dès que l'on saura guérir la première de ces maladies, la seconde ne sera plus qu'une rare exception. La démence, on le sait, est la dégradation la plus complète, le dernier abaissement de l'intelligence humaine.

De même que tous les hommes peuvent délirer sous l'influence d'une maladie aiguë, tous peuvent devenir fous, quel que soit le volume de leur cerveau et sa puissance, quel que soit leur tempérament naturel ou acquis. Il ne faut, en effet, pour déterminer la folie, qu'un état accidentel de l'économie qui lui permette de produire, et surtout de conserver à la disposition du cerveau et de la moelle épinière, une quantité plus considérable de fluide nerveux ou électrique que n'en comporte le jeu régulier des fonctions cérébrales. Cette quantité varie nécessairement beaucoup, suivant le plus ou le moins d'amplitude du cerveau, et suivant aussi sa constitution actuelle, continuellement modifiable, comme celle du reste de l'économie, sous l'empire de la chimie vivante.

Tous les physiciens savent combien des piles à égale tension peuvent varier en puissance électrique. On trouve chez l'homme des différences plus nombreuses et plus grandes encore entre les quantités relatives de fluide nerveux nécessaires, soit pour l'entretien normal des fonctions nerveuses, soit pour le développement de la folie. On comprend dès lors que la folie ne soit pas due à une dégradation de l'homme, qui, s'accroissant de génération en génération, arriverait jusqu'au hideux crétinisme. L'histoire est là pour protester contre cette affirmation d'un aliéniste moderne : Louis XI était le petit-fils de Charles VI, François Ier était le petit-neveu de ce dernier roi. Charles-Quint, fils de Jeanne la Folle, était, d'un autre côté, petit-fils de Charles le Téméraire; eh bien, malgré leur descendance, ces hommes de la fin du moyen âge et de la renaissance étaient-ils des hommes dégénérés? Évidemment non. Sans être nécessairement héréditaire, la folie peut l'être cependant, comme la goutte, le cancer, les dartres et beaucoup d'autres maladies; aussi est-il prudent d'éviter, autant qu'on le pourra, les mariages entre les personnes appartenant, chacune, à des familles où l'aliénation est commune, et de se souvenir toujours que c'est le plus fort des deux conjoints qui exerce la plus grande influence sur les qualités de l'enfant. Nous verrons, du reste, dans le cours de ce travail, que l'hérédité ne change pas la nature de la folie, ne nécessite pas un traitement différent, et qu'elle offre des chances à peu près égales de guérison, et de guérison solide, à celles qu'offre la folie qui se développe en dehors de cette influence.

La folie altérant beaucoup les manifestations de l'intelligence, on a toujours été très-disposé à considérer toutes les affections de l'âme comme ses causes les plus puissantes; on est tombé à cet égard dans une fâcheuse exagération. Ainsi en Chine, dans les Indes orientales, en Turquie, en Espagne, dans l'Amérique méridionale, il y a relativement beaucoup moins de fous qu'en Angleterre, en France, en Suisse et en Allemagne. Cependant, dans la plupart de ces pays où la folie est plus rare, les institutions civiles, politiques et religieuses doivent, aidées qu'elles sont par un climat chaud, exciter des passions bien plus violentes encore que des institutions semblables n'en exciteraient dans nos contrées septentrionales. D'où vient donc la rareté de la folie dans les régions chaudes de la terre? Elle est uniquement due à ce que l'épiderme, constamment baigné de sueur, devient ainsi un très-bon conducteur du fluide nerveux ou électrique, et empêche par là les centres nerveux de se charger outre mesure.

Les passions n'ont donc pas, sur le développement de la folie, l'importance que nous leur attribuons; aussi les voyons-nous souvent arriver au plus haut degré d'excitation, sans qu'elles produisent cette maladie, tandis que nous voyons cette dernière se déclarer, malgré leur silence le plus complet, chez les personnes les plus calmes. Cependant, comme toutes les passions appellent au cerveau une quantité de fluide nerveux beaucoup plus considérable que celle qui est nécessaire à l'exercice de ses fonctions normales, pour peu que le tempérament des malades s'y prête, pour peu que l'économie puisse, sans s'épuiser, fournir à cette dépense, les passions alors deviennent des causes déterminantes de la folie dont les formes et le caractère peuvent varier à l'infini, suivant, sans doute, que telle ou telle partie du cerveau est plus spécialement le siége de l'afflux morbide, comme on voit, sous l'influence des causes qui déterminent l'inflammation, celle-ci se porter, tantôt sur une portion d'organe et tantôt sur une autre, sans que la nature même du mal en soit affectée. C'est pour cela que j'attache très-peu d'importance à la forme même de la folie : pour moi le lypémaniaque, le maniaque et le monomaniaque ne diffèrent pas plus entre eux que l'ivrogne triste ne diffère de l'ivrogne gai ou de l'ivrogne furieux. Chercher à caractériser la folie d'après sa forme, c'est accomplir un travail analogue à celui du médecin qui voudrait caractériser les fièvres aiguës d'après la forme du délire qui les accompagne souvent, et que l'on sait variable comme les nuages ou les flots.

Je viens de parler des ivrognes : leur folie, que quelques-uns appellent folie par intoxication, le délire tremblant, échappe-t-il à la loi que j'ai posée? Non, et je le démontrerai facilement. Les recherches les plus récentes sur le rôle que joue l'alcool dans l'économie, tendent à prouver qu'il sort de notre organisation sans être décomposé. Il est entraîné principalement par la transpiration et par l'urine. Quelle est son action dans la vie? Chacun se souvient de la sensation de chaleur dans l'œsophage et l'estomac que produit le vin peu de temps après qu'on l'a bu. Cette sensation est proportionnée à la qualité du vin, à la quantité que l'on en a bue et à la sensibilité du buveur. On sait aussi que quand, le soir, on a bu un peu plus de vin que de coutume, on est agité pendant la nuit, on dort peu, et la sensation de chaleur, d'abord concentrée dans les parties supérieures du tube digestif, s'étend bientôt à l'économie entière. Comment le vin produit-il cette chaleur, si l'alcool traverse nos organes sans se décomposer? Évidemment ce n'est qu'en activant, qu'en excitant les sécrétions et en leur faisant produire une plus grande quantité de fluide nerveux, d'électricité, que nous savons pouvoir se convertir en chaleur dans l'économie. Mais il n'y a pas que de la chaleur produite. Cette dernière est probablement due à la lenteur avec laquelle l'électricité marche à travers l'appareil nerveux ganglionnaire, le trisplanchnique, tandis que, dans les nerfs encéphalo-rachidiens, elle va plus directement, des organes qui la produisent, à la moelle épinière et au cerveau, et les charge d'autant plus que l'on a bu davantage de liqueurs alcooliques. C'est ainsi et non pas autrement que se produit l'ivresse, cette folie momentanée, d'une étude si intéressante au point de vue de la variété, de la multiplicité de ses formes. Ainsi, le mécanisme qui produit l'ivresse est identique à celui qui produit la folie : dans les deux cas, il y a une tension électrique trop grande dans les centres nerveux, et, dans les deux cas aussi, on doit attribuer la diversité des formes de l'état morbide, non pas seulement à la variété dans l'intensité des causes qui l'occasionnent, mais, et surtout, aux différences si nombreuses et si tranchées qui existent entre les diverses organisations. Ainsi, pour moi, de même que l'ivresse que produisent l'alcool et les différentes liqueurs alcooliques est une, pour moi aussi, la folie est une, malgré l'infinie variété des formes qu'elle peut revêtir. Elle reconnaît toujours, pour cause déterminante, la surcharge électrique des centres nerveux, et c'est toujours contre cette surcharge que le médecin doit agir.

Si l'excitation du vin, portée un peu au-delà de ce que prescrit l'hygiène, agite et prive plus ou moins complétement de sommeil, l'ivresse peut, cependant, quand elle est complète, jeter dans l'insensibilité, la torpeur. On caractérise cet état en disant de l'ivrogne qu'il est ivre-mort. Cela tient à une congestion cérébrale momentanée, due à la trop grande excitation du cœur et à la tension trop grande des centres nerveux. Il y a alors tout à la fois, dans le cerveau, congestion nerveuse et sanguine.

Quand l'ivrogne boit sans relâche, qu'il s'enivre chaque jour, il arrive un instant où, pénétré d'alcool, l'exhalant par tous les pores, il est saisi d'un tremblement général qu'accompagne bientôt la folie. On le nomme *delirium tremens* à cause de ce tremblement, ou folie des ivrognes. J'en ai dit assez sur son mécanisme. Due à une substance étrangère répandue dans toute l'économie, elle diffère un peu de la folie ordinaire; les ivrognes fous sont bien plus généralement sujets aux hallucinations que les autres aliénés. Ils voient des monstres de toutes les formes, de nombreux personnages qui les menacent ou les complimentent. Souvent ils voient leurs maisons incendiées, et, dans leur délire, ils se précipitent des étages les plus élevés pour échapper à des flammes imaginaires. Ils sont quelquefois très-dangereux : ils peuvent, dans leur délire, égorger les personnes qu'ils chérissaient le plus. Leurs enfants sont souvent enclins à l'ivrognerie, et deviennent facilement épileptiques ou fous ; aussi le législateur devrait-il s'occuper davantage des bornes à opposer à cette fatale et dégradante passion.

Avant d'aborder le traitement de la folie, demandons-nous d'abord où doivent être soignés les fous. Faut-il les séparer complétement de leurs familles et les enfermer dans des maisons spéciales, ou faut-il les soigner chez eux comme tous les autres malades? Ont-ils besoin de médecins particuliers, ou faut-il leur laisser leurs médecins ordinaires? Cette grave question a été décidée sans un suffisant examen. Comme jusqu'à présent on n'a pas su guérir les fous, on a espéré qu'en les séparant de leurs proches, et en les confiant à des médecins chargés spécialement du traitement de ces malades, on serait plus heureux. La presque totalité des médecins aliénistes, en adoptant cette opinion, a fini par la faire partager à tout le corps médical et au public. Mais, après de nombreuses tentatives, les aliénistes ont prouvé qu'ils ne guérissaient pas la folie mieux que les autres médecins, et ils avouent aujourd'hui qu'ils ignorent encore la nature et par conséquent le traitement de cette maladie. Ne peut-on pas, dès lors, récuser leur compétence et ne point considérer comme résolue scientifiquement la question du plus ou moins d'utilité de la séquestration des fous, de leur bannissement du sein de leur famille, de leur réclusion dans des hospices dont tout à l'heure nous étudierons l'influence? Le seul argument que l'on puisse faire valoir en faveur de l'opinion admise, c'est la difficulté, à des enfants, à une femme, par exemple, d'imposer à un père, à un mari un traitement qu'il repousse, de le priver momentanément de l'autorité que lui donnent la nature et la loi, de lui ôter enfin sa liberté. Mais entre la famille et le malade n'y a-t-il pas le médecin, dont la parole ferme et sévère doit être écoutée par tous? N'y a-t-il pas aussi des gardes-malades sur lesquels l'aliéné peut momentanément faire retomber le ressentiment passager qu'il éprouve? Et, du reste, ces inconvénients, qui très-souvent n'existent pas, ne se retrouvent-ils pas, au même titre, dans toutes les affections aiguës accompagnées de délire? Eh bien! la plupart du temps, la folie peut être guérie aussi vite que le délire des fièvres typhoïdes graves, par exemple, et à l'aide d'un traitement facile qui ne compromet jamais la vie des malades. Pourquoi donc les médecins ordinaires ne l'emploieraient-ils pas? Est-ce que les familles, est-ce que les malades rétablis ne leur seraient pas toujours infiniment reconnaissants de leur avoir épargné la sorte de flétrissure, de dégradation que la maison des fous imprime à l'individu qui l'habite ou qui l'a habitée et à sa famille? est-ce que ce ne serait pas un immense service rendu, que de guérir chez lui, en quelques jours ou au plus tard en quelques semaines, l'aliéné qui n'aurait plus eu alors qu'un délire passager, qu'un accident sans importance, au lieu de l'envoyer dans une maison de santé, dans un hospice, dans une prison de fous, où il entre tant de ces malheureux et d'où l'on en voit si peu sortir? Mais admettons un instant que la médecine soit encore aussi impuissante à guérir la folie qu'elle l'était dans les siècles passés, et que la méthode de traitement que je vais bientôt indiquer n'ait aucune espèce de valeur; l'isolement de l'aliéné, son incarcération dans une maison de santé, n'en seraient pas moins encore une chose déplorable. Cela est si vrai qu'un médecin aliéniste très-distingué, M. le docteur Morel, dans son Traité des maladies mentales, tout en vantant avec Pinel, Esquirol, Falret et tant d'autres célébrités aliénistes « l'incontestable avantage des établissements où plusieurs aliénés vivent en commun sous une direction médicale habile et intelligente », avoue cependant que le milieu de ces maisons de santé agit d'une manière fatale sur le système nerveux de beaucoup de personnes, et qu'il n'est pas possible à tout le monde de supporter la vue continuelle de tant de misères physiques et morales.... « Tout cela, ajoute-t-il, doit engager les médecins à attacher une importance capitale à la cause incitative, à la contagion de l'exemple, lorsque, surtout, on est consulté par des individus qui, en raison de leurs prédispositions héréditaires, de leurs tempéraments hypocondriaques, ou en vertu de telle ou telle autre cause prédisposante, sont plus aptes que d'autres à contracter la folie. » C'est cependant après cette condamnation juste, sévère, absolue des maisons de santé, où l'on fait vivre en commun un grand nombre de fous, que M. le docteur Morel ose encore conseiller ces maisons et vanter leur heureuse influence!

Un autre aliéniste, M. Brière de Boismont, pour obvier aux inconvénients si nombreux des hospices consacrés aux aliénés, voudrait que l'on établît à côté d'eux des colonies semblables à celle de Gheel en Belgique, où les fous sont distribués chez les cultivateurs et deviennent leurs pensionnaires. Mais pourquoi ne pas laisser alors les fous dans leurs familles? ils y seraient mieux que chez les étrangers, où tous les abus de la force et de la grossièreté peuvent venir aggraver la position de ces malades. Et puis, est-ce que c'est là un traitement? est-ce que vous guérirez un fou en en faisant un garçon de charrue ou un vigneron? Mais tous les jours, garçons de charrue, vignerons et autres ouvriers des campagnes deviennent aliénés; donc, le milieu dans lequel ils vivent, et leurs occupations, ne sont pas le remède de la folie.

Les fous doivent être soignés dans leurs communes et, autant que possible, chez eux. On devrait réserver les hospices, qu'ils encombrent aujourd'hui, aux fous reconnus incurables, aux idiots, aux déments, aux fous par ivrognerie, qui devraient y faire un long séjour pour les arracher à leurs détestables habitudes; enfin, on devrait enfermer aussi dans ces maisons, mais pour n'en jamais sortir, les monomanes qui auraient commis un homicide, dans la crainte, même après leur guérison, d'une rechute possible. Les autres fous, soignés chez eux comme le sont les autres malades ordinaires, ne seraient pas plus difficiles à guérir que ne le sont la plupart de ces derniers. La police des rues les protégerait facilement contre les injures et quelquefois les graves sévices dont ils sont souvent les victimes.

Je crois avoir démontré, dans les pages qui précèdent, que la folie *résulte toujours*, quelle que soit sa forme, d'une trop grande quantité de fluide nerveux, arrivant au cerveau de différents points de l'économie. Je suis donc en droit de conclure que, pour combattre et guérir la folie, il faut l'attaquer surtout aux sources qui l'alimentent. On s'enquerra avec soin des causes qui peuvent avoir produit la maladie, et des différents désordres qu'elles peuvent avoir occasionnés dans l'économie Ces causes physiques ou morales seront écartées d'une main prudente et ferme, autant qu'il sera possible de le faire, et l'on cherchera avec soin à amoindrir, à effacer leur action sur ces organes, à rendre à ceux-ci l'intégrité de leurs fonctions; mais on se souviendra que, de même qu'aucune lésion organique connue ne détermine nécessairement la folie, la guérison de ces lésions, chez les fous, n'amène pas habituellement le rétablissement de ces malades : ainsi une femme a une aménorrhée et elle est folle; vous pourrez voir ses règles se rétablir sans que sa folie diminue. Un lypémaniaque a des douleurs d'estomac, des digestions difficiles; vos soins le guériront de cette affection et il restera fou. Un aliéné a des dartres, des douleurs rhumatismales dont vous le délivrez sans qu'il recouvre la raison. Que faire donc? le saigner au début de sa maladie? voici habituellement ce qui en résultera : vous aurez diminué sans doute la production du fluide nerveux, mais, en affaiblissant votre malade, vous l'aurez rendu plus irritable, et une moindre quantité de ce fluide produira sur lui les mêmes effets qu'en produisait auparavant une quantité plus considérable. En diminuant la puissance de votre pile, vous aurez maintenu et souvent même augmenté sa tension : aussi tous les bons observateurs sont d'accord aujourd'hui pour ne prescrire la saignée chez les fous que dans des cas rares, exceptionnels. Si vous voulez combattre la folie par des dérivatifs sur le tube intestinal, comme le cerveau n'est pas malade, vos purgatifs ne feront que l'affaiblir en même temps que le reste de l'économie : sa tension électrique ou nerveuse ne sera diminuée en rien; vous aurez des résultats analogues à ceux qu'amènent les saignées, et, loin d'amoindrir la maladie que vous cherchez à combattre, vous l'aurez augmentée la plupart du temps, et rendue d'autant plus difficile à guérir que votre médication aura été plus active. Au surplus, saignées, purgatifs, sétons, cautères, moxas, ont été employés des milliers de milliers de fois depuis l'antiquité jusqu'à nos jours, et l'on en est encore à ne guérir qu'un fou sur trois !

Les anciens vantaient beaucoup les ellébores dans le traitement de la folie : l'un purge et l'autre fait vomir ; mais, repoussés par Galien, ils n'ont jamais repris le rang élevé qu'ils occupaient dans la thérapeutique avant cet homme illustre : en lisant ce qui nous reste des médecins de l'antiquité, nous devons croire que, comme les médecins d'aujourd'hui, ils se contentaient de peu et qu'ils attribuaient souvent à la vertu des ellébores les guérisons qui n'appartenaient qu'à la nature. Cependant la vératrine, ce principe actif des ellébores, exerce, sans contredit, une action puissante sur le cerveau ; mais cette action n'a pas encore été étudiée d'une manière assez complète. Est-elle due, comme le croit Liebig, à l'analogie de composition entre la vératrine et l'acide ou graisse cérébrique ? C'est à l'expérience à nous l'apprendre.

Le traitement moral de la folie, dans lequel on comptait les coups comme un de ses moyens, a eu, dans ce siècle, quelques éloquents défenseurs. Ces médecins ne voyaient dans la folie qu'une erreur de l'esprit qu'il fallait redresser. Malheureusement, les meilleurs raisonnements ne peuvent rien contre la tension nerveuse exagérée du cerveau, ni contre les troubles de l'intelligence qui en sont habituellement la suite.

J'ai dit, dans le cours de ce travail, l'influence énorme que les membranes exercent sur la vie. C'est à cette influence que les médecins aliénistes se sont adressés, sans s'en rendre compte, en prescrivant des purgatifs à leurs malades. J'ai dit l'inconvénient grave qui résultait de cette pratique imprudente et que la science désavoue. On pourrait certainement diminuer la production du fluide nerveux dans l'appareil gastro-intestinal, sans employer les purgatifs, mais le résultat n'en serait pas meilleur, parce qu'on diminuerait en même temps l'absorption intestinale, la digestion, et que l'on affaiblirait autant le malade que si on l'avait purgé.

On peut agir sur la muqueuse pulmonaire en modifiant de plusieurs manières la composition de l'atmosphère. L'air chaud (38 degrés centigrades) et chargé de vapeur d'eau produit, par la respiration, chez un certain nombre d'aliénés, une action des plus calmantes. Je viens, après deux mois de traitement, de renvoyer, en pleine convalescence, une dame, fille et petite-fille de personnes qui ont été aliénées : elle était elle-même sujette depuis plusieurs années à des hallucinations qui empoisonnaient son existence. Elle croyait, par exemple, que son père et son mari passaient par le trou de la serrure pour aller voir des femmes de mauvaise vie. Elle était persuadée que ses servantes avaient des mœurs abominables et qu'elles cherchaient à corrompre ses jeunes enfants. Ses hallucinations la portaient souvent à vouloir se tuer et tuer ses enfants avec elle. Elle avait cependant conservé la conscience de son état : elle se savait folle, et, quoique asservie aux idées qui la tourmentaient, elle les jugeait bien et elle avait le plus grand désir de se guérir. Pendant son traitement, je lui prescrivis plusieurs fois des étuves à 38 ou 40 degrés centigrades. Dès qu'elle aspirait la vapeur chaude, elle éprouvait à l'instant même le calme le plus complet ; c'est que la vapeur d'eau, beaucoup plus conductrice de l'électricité que l'air sec, diminue déjà la tension électrique de la muqueuse pulmonaire, en même temps que par sa température élevée elle abaisse encore la puissance vitale, comme l'ont démontré les remarquables expériences de M. le docteur J. Guyot (*Traité de l'incubation*), et comme l'établit également M. le docteur Claude Bernard : ce dernier en fait une loi à laquelle se trouvent soumis tous les animaux à sang chaud.

Pour bien apprécier l'influence de la vapeur sur la muqueuse pulmonaire, il faudrait, je le sais, que la bouche et le nez seuls fussent exposés à son action; c'est une expérience que je ferai plus tard et qui manque à la science.

La peau, si richement organisée, en communications si nombreuses avec la moelle épinière et le cerveau, et le plus puissant de nos sécréteurs, si l'on tient compte, au moins, du poids des substances qu'elle est chargée d'extraire du sang et d'éliminer de l'économie, la peau, dis-je, est, de toutes nos membranes, celle sur laquelle nous pouvons le mieux agir pour décharger les centres nerveux, pour guérir la folie. Nous avons plusieurs moyens de diminuer l'électricité de la peau, de lui enlever le fluide nerveux qu'elle produit sans cesse, et dont une partie considérable se rend à la moelle épinière et au cerveau. Les lotions acidulées jouissent de cette propriété; elles la doivent surtout à ce qu'elles sont électro-négatives comme la peau; les nègres l'ont dès longtemps découvert : ils lavent la peau brûlante des fébricitants avec du jus de citron ou d'autres fruits acides. Mais, pour agir puissamment, ces lotions ont besoin d'être fréquemment renouvelées, et cela seul rendrait leur emploi fort difficile chez la plupart des aliénés, alors même que, pour les guérir, nous ne possèderions que le bain tiède. Sa température varie de 30 à 35 degrés centigrades (24 à 28 Réaumur, 86 à 95 Fahrenheit), suivant la sensibilité et la puissance de calorification des personnes qui en font usage. Ce bain nettoie la peau de la poussière qui la couvre, des débris épidermiques de la matière grasse, des acides et des sels qu'elle sécrète, et de tout ce qui peut, en se fixant sur elle, gêner plus ou moins ses fonctions.

Le bain tiède produit, mais avec lenteur, l'imbibition de l'épiderme et du derme, parce que la peau est protégée contre cette imbibition par la nature cornée de l'épiderme et par l'étroitesse de ses pores, cependant assez larges pour laisser souvent passer la transpiration sous forme liquide et pour se laisser quelquefois traverser par les globules du sang, comme j'ai pu le constater moi-même, pendant plus de vingt ans, chez une malade sujette à de fréquentes hémorragies de la peau qui coïncidaient avec une affection calculeuse d'un rein. J'ai vu très-souvent l'imbibition de l'épiderme et du derme augmenter encore après soixante et douze heures de bain, ce que je reconnaissais par la saillie de plus en plus accusée des rides qui se développaient aux pieds et aux mains. On voyait qu'elles intéressaient l'épaisseur de la peau, dont le volume augmentait d'une manière très-marquée, et qu'elles étaient dues, seulement, à l'imbibition de cette membrane, qui se riderait de la même manière sur le reste du corps, si ses attaches n'y étaient pas beaucoup plus extensibles qu'aux extrémités des membres. C'est encore cette imbibition de la peau qui, dans le bain, rend les bagues trop étroites ; c'est quand elle est complète que l'absorption de l'eau du bain se fait avec le plus d'activité, mais cette absorption est limitée par la vitalité de la peau, par son électricité propre, et l'on s'en ferait une idée bien fausse, si on voulait la comparer, d'une manière absolue, au curieux phénomène de l'endosmose : aussi ne voyons-nous rien qui indique l'exagération de cette fonction dans les bains les plus prolongés, dans ceux qui durent plusieurs jours par exemple, et qui ont une puissance si grande dans le traitement de la folie et d'autres maladies graves. Il y a cependant une exception à cette loi : le bain, dans certaines hydropisies et surtout dans l'anasarque, augmente très-rapidement l'infiltration des tissus et les collections séreuses ; cela vient alors de ce que la peau a perdu sa vitalité, à ce point qu'elle se laisse pénétrer à la manière d'un filtre, comme cela a lieu après la mort, quand le corps séjourne longtemps dans l'eau. L'imbibition de l'épiderme et du derme par l'eau du bain, en rendant ces tissus éminemment conducteurs de l'électricité, leur fait perdre incessamment celle qu'y dégagent sans cesse les actions chimiques de la vie, et que nous désignons dans ce cas sous le nom de fluide nerveux. Dès lors disparaît la tension électrique de la peau, dès lors cette membrane n'envoie plus de fluide nerveux au cerveau, ou n'en envoie plus que de faibles quantités. Mais, comme je l'ai exposé plus haut, cette imbibition de l'épiderme et du derme est toujours lente à se compléter. L'homme étant souvent exposé à avoir son épiderme mouillé par la sueur, par la pluie, par l'eau dans laquelle il nage, Dieu n'a pas voulu que cet épiderme pût enlever trop facilement l'électricité aux tissus qu'il recouvre ; aussi les faisceaux de fibres qui constituent la peau ont-ils une organisation analogue à celle du tissu cellulaire, ce qui les rend mauvais conducteurs du fluide électrique comme l'est ce tissu. Il faut donc que l'action du bain tiède soit très-prolongée afin d'arriver à soustraire, par l'épiderme, assez d'électricité à la peau, pour ramener l'équilibre dans les centres nerveux et pour l'y maintenir, quand il a été violemment, profondément rompu, comme cela a lieu chez la plupart des fous.

Mademoiselle de R..., âgée de vingt-deux ans, vit mourir subitement son père ; bientôt elle devint folle. Le matin elle était dans un état voisin de l'idiotisme ; le soir elle parlait beaucoup ; elle avait des idées érotiques et elle courait après les hommes qu'elle rencontrait. Je lui fis prendre deux bains tièdes, de vingt-quatre heures chacun, qui suffirent à sa guérison.

M. X. de Belle-Fontaine perdit la raison et devint furieux, à la suite d'un procès. Cinq bains, de dix-huit à vingt heures chacun, suffirent pour le guérir. Au commencement du premier bain, je lui fis jeter quelques bassins d'eau froide sur la face comme moyen coercitif. C'était en 1830, et, depuis lors, j'ai toujours employé l'eau froide de cette manière, chez les fous, le plus rarement que je l'ai pu, et seulement pour calmer leur fureur par la crainte que leur inspiraient ces affusions, dont l'abus peut être si dangereux. Le bain peut être porté beaucoup plus loin, dans la folie aiguë surtout. J'ai soigné deux fois de suite, à sept ans de distance, un cultivateur aisé, devenu fou furieux à la suite de quelques pertes d'argent et d'un procès. Je lui fis prendre, chaque fois, un premier bain tiède de soixante-douze heures, suivi toujours d'un profond sommeil, puis trois ou quatre autres bains de quinze à vingt heures seulement, et, chaque fois, ce traitement a suffi pour le guérir.

On m'amena, pour la soigner, une servante qui, dans un accès de folie furieuse, s'était jetée à la rivière en voulant se noyer. Elle était malade depuis quinze ou vingt jours. Je lui fis prendre un bain tiède que je prolongeai pendant deux cent quarante heures, en ne l'en laissant sortir qu'une demi-heure par jour, pour renouveler son bain, qui suffit pour la rétablir entièrement. Elle mourut plus tard d'une fièvre typhoïde. Ce bain se rapproche, par sa durée, de ceux que l'on prenait à Pféfers, au moyen âge.

Quand la folie est devenue une longue habitude de l'économie, ce n'est plus un bain prolongé ni même quelques bains prolongés qui pourront la guérir : il faut insister longtemps, alors, sur ce traitement, quelque puissant qu'il soit. Cela est d'autant plus nécessaire que les modifications apportées, même brusquement, dans la distribution du fluide nerveux, ont une grande tendance à se reproduire, ainsi qu'on le voit, par exemple, chez les épileptiques et les cataleptiques qui sont devenus malades ou par imitation d'accès dont ils ont été les témoins, ou sous l'influence d'une autre grande frayeur. J'ai vu des fièvres intermittentes larvées, amenées par des causes morales, agissant aussi par intermittence, survivre plusieurs années à leur cause et amener les plus graves désordres dans l'économie. Tout le monde sait combien les névralgies les plus communes, produites par un léger refroidissement, se montrent souvent rebelles aux traitements qu'on leur oppose. Ne nous étonnons donc pas si, dans la folie chronique, plusieurs mois sont souvent nécessaires pour ramener à l'état normal la production et la distribution du fluide nerveux.

Un propriétaire de Fougerolles était fou depuis neuf mois, quand on me l'amena, au mois d'avril 1845. Cet homme avait une tante folle. Il était d'un tempérament lymphatique nerveux, et alors âgé de quarante-deux ans. Il se croyait ruiné, il pensait qu'on avait abusé de sa signature comme conseiller municipal, qu'un ex-notaire en avait abusé aussi, de même que des agents d'assurance contre l'incendie. Il avait eu déjà quelques accès de fureur, et avait voulu détruire ses titres de propriété. Je lui fis prendre des bains à vingt-huit degrés Réaumur, et de vingt-quatre à quarante-huit heures de durée; dès la fin de la première semaine, il y avait chez lui un mieux bien marqué. A la fin des quinze premiers jours, il paraissait guéri; mais bientôt ses idées folles revinrent, et son pouls, de quatre-vingts pulsations, arriva à cent vingt. Je ne savais à quoi attribuer cette rechute, quand je découvris, sur un des bras du malade, deux énormes furoncles. Je continuai le traitement. La folie diminua pour reparaître bientôt, quand deux autres furoncles se montrèrent à une jambe. Après un mois de bains, ce malade fut entièrement rétabli, et, depuis dix-sept ans, sa raison n'a pas subi la moindre atteinte.

Cette observation est curieuse, en ce que deux fois la folie s'est manifestée de nouveau, sous l'influence de l'inflammation de la peau et du tissu cellulaire occasionnée par le développement des furoncles.

J'ai soigné une autre dame, monomaniaque depuis quatre ans, et qui, dans les derniers temps de sa maladie, avait eu de fréquents accès de fureur. Elle croyait son mari menacé de procès par de puissants ennemis. Sa maladie avait été occasionnée par des chagrins domestiques. Je lui fis prendre des bains tièdes, prolongés souvent pendant trois jours; je lui fis faire, sur la tête, de fréquentes affusions d'eau plus froide que le bain, pour l'obliger à moins d'agitation quand elle le prenait, et ce ne fut qu'au bout de sept mois que je pus triompher de cette grave affection. Je commençai son traitement à la fin du mois d'octobre 1831. Sa guérison ne se maintint que pendant cinq ans, les mêmes chagrins, les mêmes contrariétés domestiques continuant à la surexciter.

M. L..., âgé de trente ans, me fut amené au mois de septembre 1834. Aliéné depuis quelques semaines seulement, il était maigre, jaune, taciturne, et ne parlait que pour se plaindre de sa ruine imaginaire : cinq bains tièdes, de deux jours chacun, suffirent pour le rétablir. Sa guérison se soutint jusqu'en 1844, où il éprouva une rechute; quatre bains, de deux jours de durée chacun, le guérirent encore. Un an plus tard il succombait à une maladie aiguë.

Je pourrais rapporter un grand nombre d'autres faits analogues à ceux que je viens d'exposer, et que je puiserais tous dans ma clientèle; mais je n'apprendrais ainsi rien de plus à mes lecteurs. J'ai hâte d'arriver à une observation très-importante, parce qu'en me permettant de mieux m'expliquer le rôle du sommeil dans la vie, elle m'a conduit à une méthode nouvelle pour le traitement des aliénés, méthode applicable surtout à la folie chronique, et qui permet d'espérer encore la guérison, quand toutes les chances favorables semblent être évanouies, alors que la raison paraît perdue sans retour.

Madame X..., âgée de vingt et quelques années, était devenue folle depuis quatre mois, à la suite d'une grande frayeur : elle était lypémaniaque, elle passait ses journées à gémir, à pleurer, en se tenant cachée dans l'angle le plus obscur de la chambre. Elle répondait par des injures aux paroles qu'on lui adressait. Elle avait un bon appétit, elle dormait bien. On la conduisit, en cet état, aux eaux de Plombières, où on lui prescrivit des bains tièdes de trois heures. Elle en avait déjà pris pendant trois semaines sans le moindre résultat. Je fus alors consulté, et je proposai des bains de trente-six heures, qui furent acceptés par le médecin traitant, mon excellent confrère et savant ami, M. le docteur Garnier. Pendant les vingt-quatre premières heures, la malade resta dans son bain avec sa face rouge et grippée de lypémaniaque, pleurant, criant toujours et injuriant les personnes qui la soignaient. A la vingt-cinquième heure de bain, tous ces symptômes disparurent; madame X... avait retrouvé toute son amabilité, toute sa grâce, toute sa beauté, et, ce qui valait beaucoup mieux, toute sa raison. Elle resta ainsi jusqu'à sa sortie du bain, après la trente-sixième heure écoulée, et pendant toute la soirée qu'elle passa avec sa famille, qui aurait cru déjà à la guérison complète de cette chère malade, si je n'avais pas parlé d'une rechute possible, après le sommeil; cette rechute eut effectivement lieu, et, pendant deux mois, j'assistai à cet intéressant spectacle du retour de la folie après le sommeil passé au lit, et de sa disparition après la vingt-quatrième ou la vingt-cinquième heure du bain, que l'on maintenait à une température de vingt-sept à vingt-huit degrés Réaumur. De semaine en semaine, on constatait une diminution marquée de tous les accidents, et, au bout de deux mois, madame X... retourna chez elle en pleine convalescence. Depuis vingt ans elle n'a pas eu de rechute.

En réfléchissant à ce fait si curieux, j'arrivai à découvrir une loi de haute importance dans le traitement de la folie, l'influence du sommeil sur le cerveau. Sa nécessité pour réparer nos forces montre clairement que nous dépensons, pendant la veille, plus de fluide nerveux que nous n'en produisons au moment même; que nous vivons en partie, le jour, aux dépens de nos économies de la nuit précédente. Pendant le sommeil, le fluide nerveux s'accumule dans le cerveau, la moelle épinière, dans tout l'appareil nerveux et dans les membranes où les nerfs viennent s'épanouir ; mais, si le sommeil a lieu dans le bain, celui-ci, enlevant incessamment à la peau de petites quantités de ce fluide nerveux que nous avons vu y exister à l'état de tension, il s'ensuit nécessairement qu'au réveil le cerveau et tout le système nerveux sont beaucoup moins *chargés*, beaucoup moins *surexcités*.

Dans le traitement de la folie aiguë, il faut donc que le bain soit assez prolongé, non-seulement pour que l'excitation du jour en soit modérée, mais pour que, le sommeil de la nuit s'y accomplissant tout entier, l'aliéné évite ainsi la surcharge nerveuse que le sommeil amène habituellement à sa suite ; et puisque nous savons, par de très-nombreux exemples, que l'homme peut habituellement supporter le bain tiède, prolongé pendant plusieurs jours de suite, sans en être incommodé, la mesure de sa durée dans l'aliénation mentale aiguë ne sera pas seulement de vingt-quatre heures, mais de trente-six, de soixante, de cent heures et plus, si les forces du malade le permettent et si l'éruption que produisent souvent les bains tièdes prolongés ne vient pas indiquer la nécessité de les suspendre momentanément.

Quand de graves complications viennent s'ajouter à l'ancienneté de la maladie, telles que l'hérédité, l'otite chronique, la suppression des règles, un profond amaigrissement par suite du refus de nourriture, le traitement de la folie chronique ne doit pas être le même que celui de la folie aiguë. Tout en continuant donc à prescrire les bains nécessaires pour diminuer la tension nerveuse du cerveau, il faudra se borner à les prescrire la nuit seulement, afin que le sommeil des malades s'y accomplisse tout entier.

M^lle^ S... K..., Anglaise, âgée de 26 ans, fille de folle, était devenue folle elle-même après la ruine de ses parents, et, quand on me consulta pour elle, au commencement du mois d'août 1861, sa folie datait déjà de trois ans. Elle avait une otite chronique, les pâles couleurs, et depuis 27 mois elle n'était plus réglée. On la plaça, au mois de janvier 1861, dans une maison de santé, à Préfargier, canton de Neufchâtel, en Suisse. Voici ce que M. le Dr Koller, médecin de cet établissement, disait de cette malade, sept mois après son admission à Préfargier, dans un rapport que j'ai conservé :

« La maladie de Mlle S... fut d'abord une simple mélancolie qui dégénéra en folie furieuse. Dès son arrivée dans la maison de santé, elle opposa une résistance énergique à tout ce qu'on lui demandait ; elle refusa la nourriture : on fut donc obligé de recourir à l'alimentation artificielle. Pendant la nuit, on ne put la faire tenir tranquille que par la contrainte. Cette agitation avait pour cause des hallucinations de l'ouïe, dues à la dégénérescence des nerfs de l'oreille interne, en proie à une inflammation chronique. L'alimentation artificielle fut naturellement insuffisante, et dans le courant d'une demi-année les forces de la malade diminuèrent au point qu'il lui devint impossible de marcher ; elle tomba dans le marasme le plus prononcé ; elle ressemblait à un squelette.

« En somme, le pronostic est des plus défavorables, et le voyage que le père de la malade veut lui faire entreprendre est absolument impossible. »

A la même époque, M. Borel, chapelain de la maison, écrivait à la tante de Mlle S..., au nom du directeur absent : « Mademoiselle est trop faible pour faire un long voyage. Elle ne veut pas manger ; il faut la nourrir toujours artificiellement. En voyage, ne mangeant rien, elle serait encore plus faible, et il semble très-probable qu'elle mourrait d'épuisement.... »

On ne pouvait guère réunir plus de circonstances capables de faire désespérer de la guérison de cette pauvre folle. Je ne reculai cependant pas devant tant de difficultés, et l'un des médecins de Plombières, mon gendre, le Dr Liétard, qui soigne maintenant avec moi les aliénés que l'on m'amène, partageant ma confiance, alla chercher lui-même Mlle S... K..., qui arriva ici, accompagnée de son père et de sa tante, dans le misérable état que décrivaient le médecin traitant et le chapelain de Préfargier.

Elle avait encore la camisole de force, et une infirmière de la maison, que l'on avait prise pour aider à l'amener, la présentait comme la folle la plus dangereuse de tout l'établissement. Nous la délivrâmes de sa camisole. Elle était très-agitée; elle paraissait ne faire aucune attention aux paroles qu'on lui adressait et répétait continuellement sur un ton plaintif le nom de sa tante. Elle cherchait à déshabiller les personnes qui l'approchaient pour changer de vêtements avec elles. Laissée seule dans sa chambre, quoique gardée à vue, elle mangea avidement des mets mis à sa portée. Le lendemain matin, nous la conduisîmes en pleine campagne, en lui disant que désormais elle serait libre toute la journée, mais qu'elle passerait toute la nuit au bain, aussi longtemps qu'elle ne serait pas rétablie. Toutes les personnes qui la virent alors jugeaient sa guérison absolument impossible. Près du lieu où nous la conduisîmes, il y avait une petite auberge dans laquelle nous avions fait étaler différents mets, qu'elle dévora encore, et depuis lors il fut toujours facile de la faire manger suffisamment. Ses gardes avaient ordre surtout de l'empêcher de dormir pendant la journée, et de manger, dans ses promenades, des champignons vénéneux. On la conduisait au bain tous les soirs avec assez de difficulté : elle y entrait à sept heures pour en sortir à sept heures du matin, et plusieurs fois elle y resta toute la journée et la nuit suivante, quand son agitation plus grande le nécessita. Elle n'avait ni camisole de force, ni liens d'aucune espèce dans son bain; mais de temps à autre, pour l'obliger à y rester et comme punition seulement, on lui jetait de l'eau froide sur la tête. Il y a près de quarante ans que j'emploie ce moyen chez les fous, mais seulement pour les contenir et le moins souvent possible, parce que, comme je l'ai dit plus haut, c'est un véritable supplice qui, continué longtemps, comme le conseillent M. le Dr Brière de Boismont et M. le Dr Pinel neveu, peut amener les accidents les plus graves, et entre autres la démence.

Le traitement de notre malade dura deux mois.

De semaine en semaine, la maigreur disparaissant fit bientôt place à l'embonpoint de la santé. Le délire diminua aussi rapidement. Les règles, disparues depuis près de trois ans, se rétablirent. A son départ, Mlle S... K... était en pleine convalescence. Elle lisait avec intérêt les journaux français. Connaissant tous les marchands de la ville par leur nom, elle savait apprécier la valeur de leurs marchandises. Sa mère, qui avait été folle et qui n'était qu'incomplétement guérie, vint la chercher un mois plus tôt que je ne l'aurais voulu. Voici ce que la tante m'écrivait, six semaines après le retour de sa nièce en Angleterre :

« Nous avons d'abord cru que l'arrivée de sa mère à Plombières avait rendu tous vos efforts et les nôtres inutiles pour sa guérison; mais, Dieu soit béni! chaque lettre de mon frère constate de nouveaux progrès, et dans la dernière il me dit : « Maintenant, j'ai l'espérance que S... sera complétement « guérie. » Sachant combien cette nouvelle vous fera plaisir, je ne veux pas tarder à vous l'apprendre, car c'est à vous et au Dr Liétard que nous devons ce bonheur. Que Dieu vous en bénisse, etc. »

Ce fait extrêmement remarquable doit faire espérer beaucoup encore d'un traitement bien dirigé contre la folie chronique, quand tout espoir paraît cependant perdu.

Au printemps dernier, j'étais appelé en consultation par mon savant confrère et ami M. le Dr Signard, près d'un père de six enfants, que des revers de fortune avaient rendu fou. Il avait des hallucinations continuelles ; il voyait des chiffres écrits sur les murailles ; il poussait des cris inarticulés ; son pouls était petit et fréquent ; il était gâteux. Nous lui fîmes prendre un premier bain tiède de trente-six heures, puis quelques bains de la durée de la nuit seulement, la journée étant consacrée surtout à la promenade. Dès le quatrième jour, ce malade était en pleine convalescence.

Je pourrais ajouter beaucoup d'autres faits à ces observations, mais elles me paraissent être en nombre suffisant pour appeler l'attention des praticiens, pour leur montrer combien il y a à faire dans cette voie nouvelle, où depuis plus de trente ans je les appelle avec moi ; elles suffisent aussi pour justifier mes idées théoriques, pour rendre l'espoir aux nombreux parents des fous, que l'on ne soigne nulle part convenablement aujourd'hui, et pour rassurer aussi, sur leur avenir, les personnes qui ont été folles elles-mêmes et qui se croient, à cause de cela, irrévocablement frappées dans l'organe de la pensée et déchues en grande partie de leur dignité d'homme.

www.ingramcontent.com/pod-product-compliance
Ingram Content Group UK Ltd.
Pitfield, Milton Keynes, MK11 3LW, UK
UKHW020449180726
13839UKWH00004B/1714

9 782329 124698